SUR LE TRAITEMENT

CHIRURGICAL

DE L'OPHTHALMIE SYMPATHIQUE

PAR

Le Dr ROHMER

AGRÉGÉ

CHARGÉ DE LA CLINIQUE COMPLÉMENTAIRE D'OPHTHALMOLOGIE A LA FACULTÉ

Travail présenté à la Société de médecine de Nancy

Dans la séance du 27 janvier 1886

NANCY

IMPRIMERIE BERGER-LEVRAULT ET Cie

11, RUE JEAN-LAMOUR, 11

1886

SUR LE TRAITEMENT

CHIRURGICAL

DE L'OPHTHALMIE SYMPATHIQUE

PAR

Le Dr ROHMER

AGRÉGÉ

CHARGÉ DE LA CLINIQUE COMPLÉMENTAIRE D'OPHTHALMOLOGIE A LA FACULTÉ

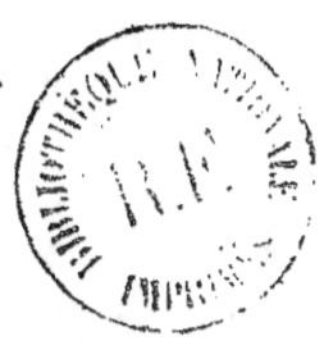

Travail présenté à la Société de médecine de Nancy

Dans la séance du 27 janvier 1886

NANCY

IMPRIMERIE BERGER-LEVRAULT ET Cie

11, RUE JEAN-LAMOUR, 11

1886

SUR LE TRAITEMENT

CHIRURGICAL

DE L'OPHTHALMIE SYMPATHIQUE

(Travail présenté à la Société de médecine dans la séance du 27 janvier 1886.)

Il existe encore en ophthalmologie bon nombre d'affections passibles d'un traitement chirurgical, mais contre lesquelles ce traitement, au point de vue curatif, n'est pas d'une efficacité absolue, et bien plus, ne présente pas encore toutes les garanties de bénignité que l'on serait en droit d'exiger aujourd'hui de toute ntervention opératoire. L'ophthalmie sympathique est de ce nombre. Il est bien entendu que je ne veux nullement m'occuper ici du traitement médical de l'ophthalmie sympathique.

Pendant longtemps, depuis Bonnet en 1841 jusqu'à nos jours, l'énucléation a régné en maîtresse dans le traitement chirurgical de l'ophthalmie sympathique, lorsqu'il y a quelques années on a senti le besoin de lui substituer d'autres opérations : les unes réputées plus efficaces et plus puissantes pour enrayer les accidents en cours de développement sur l'œil sympathisé; les autres, capables d'éviter certains inconvénients et quelques acccidents très graves, qu'on avait eu occasion d'observer à la suite de l'énucléation. Pour ce qui est de l'efficacité des opérations similaires par lesquelles on a voulu remplacer l'énucléation, nous la discuterons un peu plus loin. Parmi les accidents consécutifs, c'était surtout la méningite qu'on avait en vue.

Ces cas de méningite, quoique rares à la vérité, s'observent cependant encore de temps en temps, et il n'est pas de chirurgien qui, dans l'espace de quelques années, n'ait eu l'occasion d'en voir au moins un exemple. Pour notre part, voici sommairement l'observation que nous avons pu recueillir à notre clinique ophthalmologique.

Un homme de 45 ans, fort et vigoureux, entre à la clinique au mois d'avril 1884, pour une petite tumeur conjonctivale située sur l'œil gauche ; la tumeur siège sur la conjonctive bulbaire, à la partie interne de la cornée, qu'elle touche presque, et en dedans arrive jusqu'à l'angle interne des paupières ; par sa base, le néoplasme, de l'étendue d'un haricot, adhère déjà à la sclérotique sous-jacente et présente un aspect végétant qui me fait sans hésitation diagnostiquer un épithélioma de la conjonctive. J'enlève la tumeur, et j'abrase autant que je peux l'adhérence scléroticale, au risque de perforer même cette membrane fibreuse, et sans faire de suture conjonctivale, le bourgeonnement de la surface cruentée ne tarde pas à s'établir ; au bout de quelques jours, le malade quitte l'hôpital, avec la ferme intention, sur mon instante recommandation, de revenir à la moindre menace de récidive ; j'ai soin, du reste, de lui faire comprendre la gravité de son affection. Six mois après, notre homme se représente à la clinique, avec une fonte totale de l'œil, et un vaste champignon épithéliomateux faisant hernie à travers les paupières ; l'ulcération maligne a même envahi l'angle interne des paupières et un peu la partie antérieure de la paroi nasale de l'orbite. J'énuclée l'œil, ce qui se fait facilement, et je gratte jusque sur l'os l'envahissement des parois orbitaires. Je saupoudre d'iodoforme la plaie, et celle-ci, pendant 4 ou 5 jours, se comporte bien, suppure même très peu ; déjà le malade va se lever et quitter l'hôpital, lorsqu'il survient de la fièvre, un état général inquiétant, de petits frissons, de la courbature, une éruption scarlatiniforme sur le tronc, et finalement la méningite, à laquelle le malade succombe au bout de huit jours environ. L'autopsie ne révèle absolument rien d'anormal du côté de l'orbite ; quant aux méninges, elles sont enflammées, mais non suppurées ; tous les autres organes sont indemnes.

L'épithélioma de l'œil ou de ses annexes causerait-il une prédisposition particulière aux méningites ? Car je trouve que Griffith (*Rev. génér. d'ophth.*, mai 1885, p. 234) rapporte un cas de méningite survenu à la suite de l'énucléation d'un œil atrophié dont les paupières étaient atteintes d'épithélioma.

Les observations de ce genre, je le répète, ne sont pas rares, et A. Græfe, en 1884, en rapportait 10 cas ; le nombre, depuis ce temps, en a été considérablement augmenté, puisque M. Dor (de Lyon), au dernier congrès français d'ophthalmologie, en portait la liste à 28 cas. (*Semaine médicale*, 28 avril 1886, p. 109.)

En fait, il n'y a rien d'étonnant à ce qu'une inflammation partie
de l'orbite se propage aux méninges et, de la sorte, cause la
mort. Benson[1] cite une observation dans laquelle l'inflammation
orbitaire et la suppuration consécutive se sont manifestement
propagées par continuité de tissu jusqu'au cerveau et à ses enve-
loppes, puisque le nerf optique et sa gaine étaient infiltrés de pus.

Mais ce qui peut sembler plus bizarre, c'est que dans plusieurs
cas, cette propagation inflammatoire, suppurative ou non, était
moins nette, je dirai même nulle, car la méningite était née,
sans qu'on ait pu voir, aussi bien pendant la vie que lors de
l'examen nécroscopique, la moindre inflammation ou suppuration
exister dans les tissus orbitaires, à plus forte raison se propa-
ger vers la cavité crânienne ; bien plus, dans plusieurs cas, la
plaie opératoire était même réunie par première intention. C'est
alors qu'on a cherché à expliquer l'inflammation méningo-encé-
phalique par un autre mécanisme, et l'on a pensé que c'était à
travers la gaine vaginale, de nature lymphatique, qui entoure le
nerf optique, que se propage l'inflammation ou mieux l'agent
septique capable de susciter la méningite ; on aurait eu affaire,
dans ces cas, à une véritable lymphangite septique. Deutschmann[2] surtout, s'est fait le champion de cette idée, et par des tra-
vaux de premier ordre, il a pu démontrer la réalité de ce mécanisme. C'est ainsi que sur des animaux (lapins), cet auteur a pu
d'abord provoquer les premiers symptômes (papillite, névrite) d'une
ophthalmie sympathique, en injectant dans un œil les spores de
l'*aspergillus fumigatus* ou *glaucus* en suspension dans une solution de chlorure de sodium. Plus tard, il a réussi à provoquer
non seulement l'inflammation du nerf optique, mais celle de la
rétine, de la choroïde, du corps ciliaire, l'opacification du corps
vitré, et cela seulement en répétant ses injections des mêmes
spores, quatre fois de suite à huit jours de distance environ. Les
nerfs ciliaires n'étaient pas altérés. Lorsque l'inflammation se développe, elle suit le trajet du nerf optique et de ses gaines et
se propage même sur la pie-mère de la base du cerveau ; ce
qui explique à la fois, les cas d'ophthalmie sympathique avec
symptômes cérébraux, et les méningites survenant à la suite de
l'énucléation du globe oculaire. Comme contre-partie de ces

1. *Rev. gén. d'ophth.*, 30 nov. 1884, p. 523.
2. *Arch. f. Ophth.*, XXIX, L., p. 261.

expériences de Deutschmann, on peut citer celles non moins démonstratives d'Alt[1] qui, par des irritations simples du nerf optique, telles que passage à travers le nerf d'un fil de soie imbibé d'huile de croton, n'obtint jamais d'irritation sympathique sur l'autre œil. Tandis que des injections dans l'œil du pus de viande pourrie, de jéquirity, produisirent dans le second œil une véritable ophthalmie sympathique, avec iritis, cyclite et choroïdite. L'examen macro- et microscopique des yeux prouva que la matière qui produisit l'inflammation avait pénétré dans le second œil, non seulement par la gaine des nerfs optiques, mais par le nerf lui-même, qui présentait sur tout son trajet des traces évidentes de névrite.

A cause de cette complication de l'énucléation, rare, je le répète, mais possible, on a cherché à remplacer cette opération par d'autres plus bénignes, comme opération, et tout aussi efficaces en apparence, comme thérapeutique : parmi ces procédés d'intervention, j'étudierai surtout l'énervation optico-ciliaire, la staphylotomie, et l'exentération du globe oculaire.

Énervation optico-ciliaire.

Cette opération consiste à sectionner toutes les attaches nerveuses qui relient l'œil aux organes centraux, mais principalement les nerfs ciliaires et le nerf optique ; pendant longtemps on a admis à peu près exclusivement, et on admet encore pour quelques cas, que l'inflammation sympathique part de l'œil primitivement atteint par l'intermédiaire des nerfs ciliaires, même des nerfs optiques, d'après Knis, et par les artères ciliaires, d'après Galezowski. Pour empêcher cette propagation de l'inflammation, ou l'arrêter lorsqu'elle a éclaté, on s'est proposé d'interrompre les voies de conduction de l'irritation sympathique en sectionnant les nerfs optiques et ciliaires.

Voici un fait dans lequel j'ai été amené à pratiquer cette opération : j'y décrirai à la fois le manuel opératoire et les résultats :

Le nommé H... (Nicolas), âgé de 43 ans, ouvrier mineur, reçoit, le 9 février 1885, à l'œil droit, un éclat de fonte qui, pénétrant dans la chambre intérieure, provoqua immédiatement une vive inflammation avec hypopion, et consécutivement une opacification du cristallin avec

1. *Revue générale,* 30 juin 1885, p. 504-506.

synéchies antérieures, diminution de la chambre antérieure. Au bout
de deux mois surviennent des douleurs dans l'œil gauche, qui vont
s'accentuant, et quatre mois seulement après son accident, le malade
se présente à la clinique.

A l'œil droit blessé et sympathisant, on constate les désordres que
je viens de mentionner; cet œil semble même un peu atrophié; sur
l'œil gauche, on voit une vive rougeur périkératique, un changement
de coloration de l'iris, un trouble de l'humeur aqueuse, et de la dou-
leur à la pression au niveau du cercle ciliaire; la pupille est rétrécie,
et l'atrophie permet déjà de voir quelques synéchies postérieures. Je
propose immédiatement au malade de pratiquer l'énucléation de l'œil
droit sympathisant, ce qui est absolument refusé, le malade préférant
s'exposer à toutes les conséquences fâcheuses de l'ophthalmie sympathique déclarée sur l'œil gauche, plutôt que de se soumettre, dit-il, à
une mutilation. Je prescris alors, atropine, fomentations chaudes, fric-
tions mercurielles, etc., rien ne peut arrêter la marche de l'iritis plastique. Je propose au malade de pratiquer l'énervation de l'œil sympathisant, et il n'accepte l'opération que sur ma promesse formelle de ne
pas enlever le globe oculaire.

L'opération est pratiquée le 29 mai.

Après chloroformisation du malade, je pratique sur l'œil droit sympathisant, une incision conjonctivale en dehors de la cornée, je sectionne
sur un crochet à strabisme le muscle droit externe, j'attire autant que
possible l'œil vers l'angle interne des paupières, et avec des ciseaux
courbes je sectionne le nerf optique, comme si je voulais pratiquer
l'énucléation; le globe de l'œil est alors complètement luxé, de façon
que sa face postérieure devienne antérieure, et avec les ciseaux je
coupe le plus complètement que je peux toutes les branches vasculo-
nerveuses qui aboutissent à son hémisphère postérieur. L'œil est remis
en place, et un point de suture est appliqué sur la plaie conjonctivale.
Le lendemain et les jours suivants, l'œil est légèrement projeté en
avant par l'hémorrhagie intra-orbitaire; mais ce fait peu inquiétant
disparaît de lui-même au bout de quelques jours, et les suites opératoires
sont absolument bénignes. Quant à l'œil gauche sympathisé, il n'a nullement été influencé par l'opération pratiquée sur son congénère;
l'iritis continue à marcher, et malgré le traitement médical indiqué tout
à l'heure et continué avec persévérance, l'obstruction pupillaire est
bientôt complète. Une iridotomie est pratiquée plus tard; mais la pupille artificielle ne tarde pas à être obstruée à son tour, et le malade s'en
va définitivement aveugle, on peut dire, par sa faute et son obstination.

Mengin[1] a publié un cas intéressant dans lequel une névrotomie optico-ciliaire fut faite pour un cas d'irido-choroïdite an-

1. *Recueil d'ophth.*, n° 9, p. 505. 1883.

cienne douloureuse avec accidents sympathiques de l'autre œil : après l'opération, la guérison suivit immédiatement et tous les accidents furent supprimés pendant 3 ans et demi ; au bout de ce temps, il y eut une rechute avec retour des accidents primitifs qui nécessitèrent l'énucléation de l'œil névrotomisé.

A côté de ces deux insuccès, il faudrait évidemment citer tous les succès dus à l'énervation optico-ciliaire ; il faudrait aussi insister sur l'avantage que procure l'énervation, en permettant de laisser le globe oculaire en place, un peu atrophié, il est vrai, et par conséquent, ne nécessitant pas une mutilation aussi étendue que toutes les autres interventions chirurgicales dirigées contre l'ophthalmie sympathique, mais cette énumération ne détruirait pas du tout la valeur des conclusions que nous allons tirer. Les insuccès prouvent que la récidive des accidents est possible, ou encore qu'ils peuvent continuer, même après une intervention que l'on croit des plus complètes. Pendant l'opération, il est, en effet, très difficile de sectionner absolument tous les nerfs et toutes les artérioles qui se rendent au globe oculaire, et un seul filet restant, doit évidemment suffire pour permettre la transmission des accidents sympathiques. Bien plus, l'opération eût-elle même été primitivement utile, il n'en est pas moins vrai que le globe de l'œil reste en place, et que quelques-uns des filets nerveux sectionnés peuvent se régénérer, enfin qu'il peut s'établir de nouvelles connexions vasculaires entre la partie postérieure du globe et l'orbite. Aussi, n'y a-t-il rien d'étonnant à voir la récidive survenir même au bout de plusieurs années, comme dans le cas de Mengin. Pour ma part, je suis décidé à n'employer la névrotomie optico-ciliaire que si le malade refuse absolument toute autre intervention (exentération, ou énucléation) ; à la vérité, la guérison immédiate est possible, et j'en ai encore eu un exemple dans mon service chez un individu atteint d'irido-choroïdite sympathique très intense, qui ne voulait absolument pas consentir à l'énucléation ; à la suite de l'énervation de l'œil sympathisé, les accidents de l'œil secondairement malade ont merveilleusement cédé. Mais l'épine n'est-elle pas toujours là, et la récidive n'est-elle pas à craindre à tout moment ? Le malade porte son œil droit sympathisant totalement et définitivement perdu, et pour un petit sentiment de coquetterie, il risque de perdre l'œil du côté opposé déjà une première fois sympathisé. Enfin, je dois ajouter que M. Panas a signalé un cas de méningite survenu à la suite d'une névrotomie optico-ciliaire. (*Ann. d'ocul.* 1881, p. 67.) Il s'agit d'un enfant de 14 ans qui succomba trois jours après une énervation de l'œil; à l'autopsie, on constata une méningite suppurée : pourtant, toutes les précautions antiseptiques avaient été rigoureusement observées.

Staphylotomie.

Il est des cas dans lesquels le bord pupillaire de l'iris, plus ou moins enclavé dans une plaie cornéenne, subit des tiraillements et provoque, à côté de la tension glaucomateuse de l'œil, une inflammation ciliaire qui, à son tour, peut retentir par sympathie sur l'œil du côté opposé. C'est dans deux cas de ce genre, que j'ai songé à employer la staphylotomie, opération préconisée par Abadie [1], dans un autre but, il est vrai.

Voici ces observations qui permettront mieux de comprendre les indications, la pratique et les résultats de l'opération.

Dans un premier cas, il s'agit d'un garçon de 8 ans, qui, à la suite d'une perforation cornéenne consécutive à un ulcère phlycténulaire, eut un enclavement du bord de l'iris dans la solution de continuité de la cornée. Lorsqu'on nous l'amena, la cicatrisation était faite déjà depuis quelques mois, et l'on remarquait, au niveau de la cicatrice, une légère saillie staphylomateuse. L'enfant se plaignait de douleurs dans l'œil malade, sans que cependant on y remarquât la moindre rougeur périkératique. Le bord de l'iris était seul pris dans la cicatrice, située à sa partie inférieure et interne de la cornée, et contribuait à former le staphylome adhérent encore à son début. L'acuité visuelle était notablement diminuée, et par moments, nous dit-on, l'enfant se plaignait aussi de douleurs et d'éblouissements dans l'œil opposé sain. Je pratique la staphylotomie selon les règles préconisées par M. Abadie (*loc. cit.*), c'est-à-dire qu'introduisant à travers la cornée la pointe du couteau de Græfe, je fis passer le couteau derrière l'adhérence irienne, pour faire ressortir l'instrument de l'autre côté de la saillie cornéenne; puis, par des mouvements de va-etvient, je sectionnai à la fois l'iris adhérente et le lambeau cornéen y adhérant. J'instillai de l'ésérine, laquelle fit immédiatement contracter l'iris, et par conséquent, éloigna le bord pupil-

---

1. Ch. Abadie, *Annales d'oculistique,* t. XCIII. 1885. (13ᵉ série, t. III, janvier-février, p. 5. *Traitement du staphylome partiel et progressif. Staphylotomie.*)

laire de la plaie cornéenne. Quelques jours après, la plaie opératoire était guérie; le bord pupillaire de l'iris resta libre avec une légère échancrure correspondante à la partie enclavée, puis sectionnée; les symptômes inquiétants signalés plus haut disparurent à leur tour. La guérison, depuis, s'est maintenue parfaite.

Voici donc un cas dans lequel des phénomènes sympathiques très légers se sont déclarés sur l'œil sain, à la suite d'enclavement du bord pupillaire dans une petite ectasie cornéenne. Il a suffi de libérer l'adhérence par la staphylotomie, pour voir tout rentrer dans l'ordre. L'intervention opératoire préconisée par Abadie contre les staphylomes partiels et progressifs a donc trouvé ici une indication de plus, outre celles déjà signalées par l'auteur du procédé.

Mais dans un second cas, les mêmes résultats favorables n'ont plus été obtenus, et je vais relater, avec quelques détails, les circonstances de ce fait intéressant à plus d'un titre :

Mᵐᵉ Ch..., âgée de 42 ans, est porteur à l'œil gauche, depuis l'âge de 15 ans, d'un petit staphylome adhérent, siégeant sous la partie inféro-interne de la cornée gauche.

Depuis une dizaine de jours sont survenues du côté gauche des douleurs ciliaires et péri-orbitaires très vives, et l'acuité visuelle de l'œil malade est notablement diminuée. Depuis deux jours, les mêmes phénomènes se sont produits sur l'œil droit, et la vision qui, de ce côté, était excellente, s'est aussi abaissée depuis deux jours. Le 13 mai 1885, je pratique sur l'œil gauche la staphylotomie, afin de libérer les adhérences cornéennes de l'iris; celles-ci sont très dures à sectionner. Le 19 mai, la malade quitte l'hôpital, entièrement soulagée des deux côtés.

La malade se représente le 1ᵉʳ juin : les mêmes phénomènes se sont reproduits sur l'œil gauche, tandis que l'œil droit est resté indemne; nouvelle staphylotomie : de nouveau, résultat satisfaisant.

Le 13 juin, la malade revient pour la troisième fois; depuis quatre jours, les douleurs sont redevenues plus fortes que jamais sur les deux yeux. La malade se refusant à une énucléation de l'œil gauche sympathisant, je pratique sur celui-ci la sclérotomie pour diminuer la tension intra-oculaire devenue très forte; en même temps, on emploie un traitement médical approprié. Les choses restant en cet état jusqu'au 23 juin, et aucune amélioration ne survenant, la malade consent à l'énucléation de l'œil gauche, opération qui est pratiquée ce jour même. L'œil énucléé est remplacé par un œil de chien, lequel se greffe très bien dans la cavité orbitaire; mais la cornée de l'œil transplanté s'étant sphacélée au huitième jour, la coque scléroticale resta seule en place. Je n'insisterai pas ici sur la greffe oculaire, dont la relation a été faite ailleurs (voir *Soc. de chir.*, rapport de M. Terrier, séance du 2 déc. 1885).

Qu'il me suffise de dire que les phénomènes sympathiques sur l'œil
droit cédèrent au bout de quelques jours ; mais que trois mois après,
ils revenaient de nouveau et forçaient à l'énucléation définitive du moignon oculaire transplanté par greffe.

De cette observation, on peut tirer des conclusions relatives à
la staphylotomie, ainsi qu'à la greffe oculaire. Pour ce qui est de
la staphylotomie, il est démontré qu'elle sera sur·out utile, lorsque le bord pupillaire de l'iris seul est adhérent à la cornée ; la
section d'Abadie le détachera facilement. Mais lorsqu'une certaine
épaisseur du diaphragme irien est engagée dans la cicatrice cornéenne, la section sera d'abord plus difficile, et ensuite aussi, elle
sera moins efficace ; malgré la surveillance la plus assidue, la hernie se reproduira et l'iris sera de nouveau enclavé dans la cicatrice et tiraillé par elle ; l'irritation sympathique ne sera donc pas
entravée dans ces conditions.

Quant à la greffe oculaire, elle est condamnée d'une façon absolue par ce fait, que le moignon greffé est capable de produire
l'ophthalmie sympathique. Chez notre malade, l'irritation a été
bien nette, et n'est survenue que trois mois après la transplanta-
tion, c'est-à-dire après le temps nécessaire pour assurer le réta-
blissement des communications vasculo-nerveuses. Ici, pour
expliquer la transmission de l'irritation sympathique, il n'y a plus
moyen de recourir à la théorie de la lymphangite infectieuse de
Deutschmann ; force est donc de revenir à l'irritation des nerfs
ciliaires dont les extrémités devront être forcément englobées
dans le tissu cicatriciel produit par l'adhérence du nouveau moignon dans le tissu cellulaire de l'orbite ; l'artérite ou péri-artérite
invoquée récemment par M. Galezowski, peut aussi trouver ici une
application plausible.

Exentération du globe oculaire.

J'ai dit, en commençant, les dangers de méningite auxquels
expose l'énucléation de l'œil. C'est pour éviter cet accident que
A. Græfe [1] a imaginé l'exentération (voir *Semaine médicale*,
16 oct. 1884) et qu'il a employé ce procédé dans tous les cas où
l'énucléation est indiquée, excepté dans les cas de tumeurs intra-
oculaires. Voici comment l'auteur décrit le manuel opératoire :

Pour limiter autant que possible la blessure, et pour ne pas ou-

1. *Annales d'oculistique,* mai-juin 1885, p. 250.

vrir l'espace de Ténon, on incise la conjonctive du bulbe seulement dans une petite étendue, à 1 ou 2 millimètres du bord de la cornée. On enlève la cornée. Avec une curette de Volkmann on peut maintenant effectuer facilement l'évacuation totale du bulbe jusqu'à ce qu'il ne reste que l'enveloppe formée par la sclérotique. On arrache ainsi successivement toutes les membranes vasculo-nerveuses de l'œil, l'iris, la région ciliaire, la rétine, la choroïde, c'est-à-dire tous les éléments capables de provoquer des accidents sympathiques[1]. Pendant cette manipulation, on fait irriguer continuellement avec une solution froide de sublimé ($^1/_{5000}$ ou $^1/_{3000}$) la partie où l'on opère, lavée préalablement avec un antiseptique, et surtout l'espace occupé par le bulbe; cet espace est saupoudré d'iodoforme après l'arrêt de l'hémorrhagie qui en général est très légère. On réunit la conjonctive avec du catgut, et enfin, après une nouvelle aspersion d'iodoforme, on applique sur la plaie fermée un pansement au sublimé. La cicatrisation se fait généralement au bout de quelques jours; on obtient ainsi un moignon volumineux, arrondi, très mobile, sur lequel l'œil artificiel s'appliquera parfaitement; ce dernier suivra tous les mouvements de l'œil sain avec la plus grande facilité. L'orbite du côté opéré semble aussi plein que celui de l'autre côté.

J'ai, pour ma part, pratiqué trois fois cette opération dans les circonstances suivantes :

Dans le premier cas, il s'agit d'un garçon de 15 ans, que j'avais soigné trois ans auparavant pour une ulcération scrofuleuse de la cornée droite avec hypopion; une hernie de l'iris suivit la perforation de la cornée, et consécutivement il y eut un vaste staphylome adhérent. Une faible partie de la cornée est restée transparente en haut, et à travers la pupille devenue ovalaire, l'enfant distingue encore les objets à une faible distance. Sur la cornée gauche est survenue, il y a quinze jours, une phlyctène suivie de taie, située à la partie inféro-externe, l'ouverture pupillaire est restée bien libre : aussi l'acuité visuelle est-elle à peu près normale de ce côté. Depuis quelques jours, l'œil droit s'est injecté, est devenu douloureux, et les douleurs commencent à se faire sentir sur l'œil gauche. Craignant de compromettre l'existence et les fonctions de cet œil, je propose l'exentération de l'œil droit, laquelle est acceptée. L'opération est exécutée selon les règles

1. MAVEL. Thèse de Paris, 1885.

prescrites plus haut, et dix jours après, le malade quitte l'hôpital avec un moignon sclérotical parfait, et la disparition complète des phénomènes sympathiques sur l'œil gauche.

Le second cas a trait à un homme de 45 ans, qui, il y trois ans, à la suite d'un traumatisme, perdit l'œil gauche ; on constate que la cornée de ce côté est à peu près totalement opacifiée, et qu'il existe de vastes synéchies antérieures. Depuis quinze jours, le malade accuse de fortes douleurs dans l'œil droit, en même temps qu'une sensation de brouillard assez épais ; il existe aussi une tension plus forte que sur l'œil gauche.

L'examen ophthalmoscopique permet de constater un début de névrite optique. L'exentération de l'œil gauche est pratiquée le 18 mai 1885. La guérison de la plaie se fait très rapidement et le moignon sclérotical est parfait. Mais l'œil sympathisé ne s'améliore guère, et un mois après l'opération, son état est toujours le même ; le malade ne s'est plus représenté depuis.

Dans la troisième observation, il s'agit d'une femme de 38 ans, qui, plusieurs années auparavant, avait perdu spontanément l'œil droit. On voit sur cet œil des taies petites, multiples, à facettes, avec obstruction totale et complète de l'orifice pupillaire. L'œil est même légèrement atrophié, et la pression y développe une certaine sensibilité. Depuis trois semaines environ, l'œil gauche commence à se prendre à son tour, sous forme d'iritis séreuse. On essaie d'abord les moyens médicamenteux qui échouent absolument. L'exentération de l'œil sympathisant est pratiquée, et au bout de huit à dix jours, l'inflammation irienne de l'œil sympathisé est complètement arrêtée.

De ces trois observations, il est évidemment très difficile de tirer des conclusions absolues, mais il n'en est pas moins vrai qu'elles peuvent servir de point de départ à une appréciation relative sur la valeur de l'exentération. Dans les trois cas, il est vrai, le résultat opératoire a été parfait, et les moignons ont été certainement plus beaux que ceux que l'on obtient par l'opération de Critchett ou par la suture conjonctivale après l'énucléation du globe.

Mais l'exentération est-elle toujours sûre au point de vue de ses effets curatifs, et ne peut-elle donner lieu aux complications méningitiques qu'on a observées après l'énucléation ?

Pour ce qui est de l'effet curatif, nous pouvons répondre hardiment que l'action de l'exentération est incertaine, et qu'elle n'arrête pas dans tous les cas le processus irritatif sur l'œil sympathisé. Notre observation deuxième en est un exemple : le malade était atteint de névro-rétinite sympathique, dont les symptômes, loin de s'amender à la suite de l'intervention chirurgicale, sont, au contraire, restés stationnaires, s'ils ne sont pas allés en progressant. La chose, en effet, s'explique facilement : supposons que la transmission se fasse par les nerfs ciliaires ; du moment qu'on laisse en place la coque scléroticale avec les nerfs y afférants, il est aisé de comprendre que l'irritation momentanément calmée grâce à l'ablation du corps ciliaire, pourra se transmettre de nouveau par les filets nerveux laissés en place, lorsque la rétraction consécutive de la coque scléroticale viendra de nouveau irriter les extrémités nerveuses qui sont restées en connexion avec elle. C'est absolument l'analogue de ce qui s'est passé avec la sclérotique de l'œil transplanté dont nous avons parlé plus haut, laquelle n'a pas tardé à agir comme un véritable corps étranger et à irriter les extrémités des nerfs ciliaires.

C'est le même mécanisme qui peut être invoqué dans le cas suivant, dû à Nettleship[1]. Dans ce cas, l'œil avait été énucléé quarante-huit heures après la blessure ; l'opération avait été suivie de suppuration dans l'orbite. Une iritis plastique apparut un mois plus tard dans le second œil, et Nettleship l'attribua à l'inflammation des tissus de l'orbite plutôt qu'à la blessure de l'œil. Il en est de même dans ce cas que rapporte Culbertson[2], dans lequel les symptômes de l'ophthalmie sympathique apparurent quinze ans après l'énucléation de l'autre œil à la suite du port d'un œil artificiel mal adapté.

Supposons maintenant, qu'il s'agisse d'une irritation sympathique transmise par l'intermédiaire du nerf optique, que cette inflammation soit de nature infectieuse ou non. Or, l'on sait que la gaine lymphatique du nerf optique communique avec les espaces séreux de l'œil : comment donc, l'exentération pourrait-elle avoir pour effet d'oblitérer cette gaine et d'empêcher la continuation du processus infectieux, puisque la gaine lymphatique péri-optique et la cavité oculaire n'en continuent pas moins à communiquer largement entre elles ? La chose semble presque impossible. S'agit-il enfin d'une névrite simple, l'agent conducteur est toujours là, et certes l'on ne voit pas trop comment l'exentération pourrait juguler l'inflammation nerveuse à sa source et empêcher

1. *Revue générale,* février 1885, p. 65.
2. *Revue générale,* 29 février 1884, p. 61.

sa transmission du côté opposé. Il n'est donc pas vrai, d'une façon absolue, comme le dit A. Græfe, que dans l'exentération,
contrairement à l'énucléation, on ne blesse d'aucune façon les
voies de communication qui relient l'orbite à la cavité crânienne,
et qu'on empêche ainsi la propagation de l'inflammation provo-
quée par le traumatisme.

Si ces objections à l'exentération paraissent trop théoriques, il
suffit de mettre en parallèle le petit nombre relatif d'opérations de ce
genre qui ont été pratiquées jusqu'alors, avec le chiffre énorme
d'énucléations exécutées par tous les chirurgiens, et de rappeler les
rares cas de méningites qui ont suivi cette dernière opération.
D'autant plus que l'énucléation a, au moins, l'avantage d'extraire
de l'orbite tout corps irritant (sclérotique) qui pourrait agir encore sur les extrémités des nerfs ciliaires, et que la gaine du nerf
optique ne communiquera plus qu'avec une plaie simple et non
avec une coque scléroticale pouvant renfermer encore le principe
infectieux, point de départ de la névrite dite sympathique. Est-il
bien certain que dans tous les accidents de méningites relatées à
la suite de l'énucléation, des précautions antiseptiques rigoureuses ont toujours été prises ? Les observateurs eux-mêmes ré-
pondent à cette question, en avouant que pendant l'énucléation,
dans certains cas, le globe de l'œil a été rompu, et son contenu
purulent et infectieux répandu sur la plaie orbitaire : condition
excellente, évidemment, pour assurer la continuation des accidents qu'on voulait enrayer.

Donc, et comme conclusion générale de tout ce que nous venons de dire, de l'examen des faits et aussi, d'après les considé-
rations théoriques que nous venons d'exposer, l'impression nous
reste que, pas plus que l'énervation, ni la staphylotomie, l'exentération n'est capable d'enrayer d'une façon absolue la continuation et la transmission dés-phénomènes sympathiques. L'énucléation, il est vrai, a aussi son côté faible, mais je suis convaincu
que, bien exécutée, et sous le couvert des précautions antiseptiques rigoureuses, c'est encore elle qui donnera le plus de sécurité
à l'opérateur et surtout aux opérés ; c'est à elle qu'on devra
continuer à recourir dans l'immense majorité des cas, lorsqu'il
s'agira, par une opération chirurgicale, d'enrayer les accidents
d'ophthalmie sympathique.

Nancy, imp. Berger-Levrault et Cⁱᵉ.

243

NANCY, IMPRIMERIE BERGER-LEVRAULT ET Cⁱᵉ